THE 3 PHASES OF THE 99-DAY CHALLENGE

The 99-day challenge is divided into 3 stages of 33 days each. At the end of each phase you should give yourself a reward for what you have already achieved. Think about 3 things you always wanted to do but never did. Carry the 3 rewards into the designated fields on Day 33, Day 66 and Day 99 - the goal - as a small motivation aid, so you know what you may look forward to.

PHASE 1

All beginnings are hard. The first 33 days your will is needed, because it is what will carry you through this phase. It takes about a month until your brain recognizes a regularly performed action as a habit. Once this first phase has been completed, you will have finished the hardest part.

PHASE 2

Your brain has accepted your new way of eating and living as a habit, which is great because in Phase 2 your weakening will might become a problem. To prevent this, treat yourself once a week to a small sin within your target calories. Are you craving a piece of cake? Enjoy it! However, keep an eye out for the calories for dinner or do an extra round of sports that day.

PHASE 3

You're on the finish line. The motivation increases again, because the goal is within reach and the physical changes can be seen as of late. If you do well keep the principle with "one sin per week" from phase 2 or go the other way and ignore your cravings for the final sprint up again to get the best possible result. Decide for yourself which way is right for you - Both lead to the goal!

THE WEIGHT CHART

The weight chart helps you to visualize your weight loss progress. On the left you can enter your individual weight marks. In the boxes you can mark your daily weight with a point and then connect the dots to a curve.

THE TRAFFIC LIGHT PRINCIPLE

The traffic light principle makes it easier for you to recognize your success at a glance. Use a red and a green pencil to write down your results in the weight chart, the body measurements and the daily weight.

Red is used when the results develop in the wrong direction – i.e. upwards. Green when the results develop in the desired direction – i.e. downwards.

SYMBOL EXPLANATION

NUTRITIONAL INFORMATION: With each meal, you have the possibility to record the nutritional values (calories (cal), carbohydrates (ch), fat, protein (p)) and the time. At the end of each day there is the possibility to enter the total nutritional values under „daily results“, as well as the calories burned by sports.

EMOTIONAL STATE: The smilies ☺ in the date line serve to record your mood. This way, you can detect possible slimming traps. Do you tend to eat more when your mood is bad or do you lose weight particularly well when you are happy? The smilies will help you figure it out. Just tick the appropriate one.

SLEEP QUALITY: Here the sleep duration and the sleep quality can be entered. Sufficient and restful sleep should in no case be underestimated, in its effect on weight loss.

WEIGHT: Here you can enter your weight

FLUID INTAKE: The drinking quantity is deliberately not given in glasses or ml, since every person is accustomed to consume other amounts. Where one measures in bottles, for the other glasses are almost always the metric. By ticking the drop, you can individually determine whether a drop stands for a bottle, for a large or even for a small glass. You do not have to measure yourself at the standards of others, but at your own.

DAY IN THE CYCLE: Here women have the opportunity to enter their cycle day. The female body, in contrast to that of men, is exposed to markedly stronger hormonal fluctuations. These may be e.g. due to the ovulation leading to stronger water retention, which is noticeable on the scale. This is a natural process that should not cause any frustration. These increased water retention dissolve spontaneously after a few days and will thus lead to a greater weight loss.

EXERCISE: You made a long walk or even a bike ride? Then you should enter this here. It gives you the opportunity to check how increased exercise affects your weight.

FOR THE SOUL: Our body works best when we are in balance. We can not always just work, train and be in motion. We also need a balance, a resting time. Something good for our soul. You like to paint, meditate or make music? Then here is the place to enter that.

HELP US IMPROVE!

Is there something that you miss in this diet journal? A value that would have been important for you to be able to assess progress better? If so, then write us your suggestion under RanandenSpeck@paleroma.de and maybe you will find this in one of the next versions.

If this little book helped you with your weight loss process, we would be very pleased about a review on Amazon or your online bookshop. Such reviews are equally valuable for independent writers, small publishers as well as for future readers. But even if you prefer not to give a rating it is absolutely fine with us. We would like to thank you for buying this little booklet and hope we could contribute a little bit to your success.

"THE GOAL IS NOT ON THE SUMMIT, BUT IN THE VALLEY. WHERE THE ASCENT BEGAN ..."

C.G. Jung

SO LET'S BEGIN...

WEIGHT CHARTS

WEIGHT

1. WEEK 2. WEEK 3. WEEK 4. WEEK 5. WEEK 6. WEEK DURATION

WEIGHT CHARTS

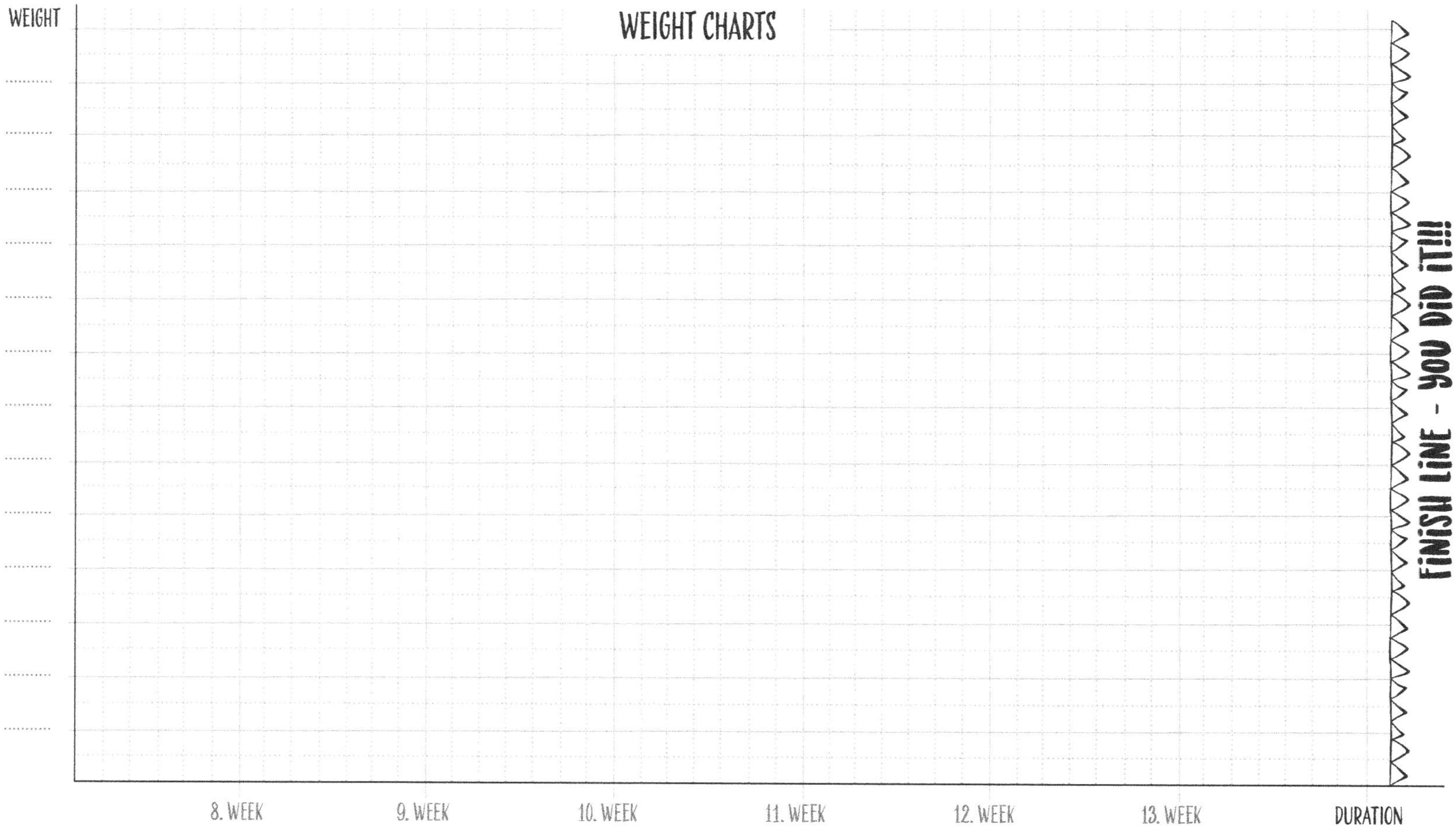

DAY 1

WEIGHT:

MUSCLE MASS:

BODY FAT:

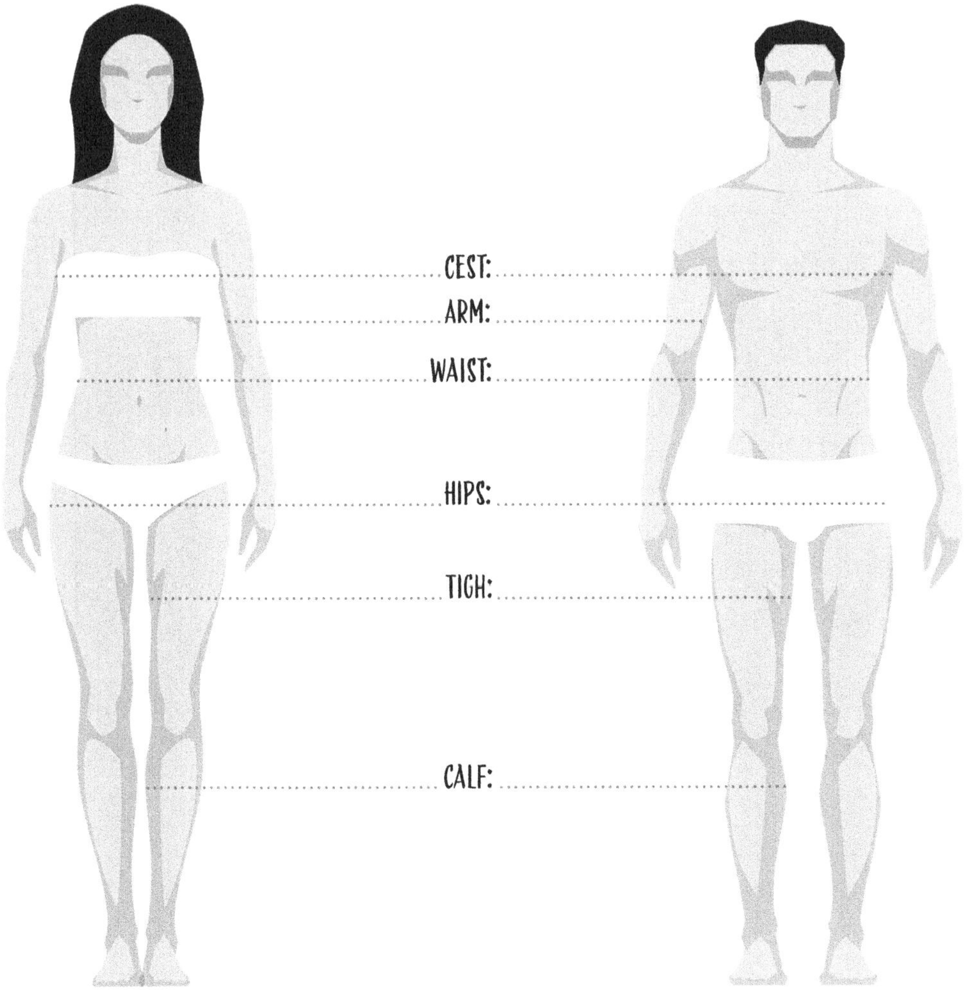

MY GOALS:

DATE

EMOTIONAL STATE

BREAKFAST

CAL CH FAT P TIME

LUNCH

CAL CH FAT P TIME

SNACK

CAL CH FAT P TIME

DINNER

CAL CH FAT P TIME

DAILY RESULTS

CAL CH FAT P -SPORT

NOTES

Zzz...

HOURS - SLEEPQUALITY +/-

FLUID INTAKE

EXERCISE

FOR THE SOUL

···DAY 1···

DATE ______ ______ EMOTIONAL STATE ☺ ☺ 😐 ☹

BREAKFAST

CAL ______ CH ______ FAT ______ P ______ TIME ______

LUNCH

CAL ______ CH ______ FAT ______ P ______ TIME ______

SNACK

CAL ______ CH ______ FAT ______ P ______ TIME ______

DINNER

CAL ______ CH ______ FAT ______ P ______ TIME ______

DAILY RESULTS CAL ______ CH ______ FAT ______ P ______ -SPORT ______

NOTES

Zzz... ______ HOURS - SLEEPQUALITY +/- ______ FLUID INTAKE ______

EXERCISE

FOR THE SOUL

DATE

EMOTIONAL STATE

BREAKFAST

CAL CH FAT P TIME

LUNCH

CAL CH FAT P TIME

SNACK

CAL CH FAT P TIME

DINNER

CAL CH FAT P TIME

DAILY RESULTS CAL CH FAT P -SPORT

NOTES

Zzz... HOURS - SLEEPQUALITY +/- FLUID INTAKE

EXERCISE

FOR THE SOUL

···DAY 3···

DATE ______ ______ EMOTIONAL STATE

BREAKFAST

CAL ______ CH ______ FAT ______ P ______ TIME ______

LUNCH

CAL ______ CH ______ FAT ______ P ______ TIME ______

SNACK

CAL ______ CH ______ FAT ______ P ______ TIME ______

DINNER

CAL ______ CH ______ FAT ______ P ______ TIME ______

DAILY RESULTS CAL ______ CH ______ FAT ______ P ______ -SPORT ______

NOTES

Zzz... ______ HOURS - SLEEPQUALITY +/- ______ FLUID INTAKE ______

EXERCISE

FOR THE SOUL

DATE EMOTIONAL STATE

BREAKFAST

CAL CH FAT P TIME

LUNCH

CAL CH FAT P TIME

SNACK

CAL CH FAT P TIME

DINNER

CAL CH FAT P TIME

DAILY RESULTS CAL CH FAT P -SPORT

NOTES

Zzz... HOURS - SLEEPQUALITY +/- FLUID INTAKE

EXERCISE

FOR THE SOUL

...DAY 5...

DATE ____ EMOTIONAL STATE

BREAKFAST

CAL ____ CH ____ FAT ____ P ____ TIME ____

LUNCH

CAL ____ CH ____ FAT ____ P ____ TIME ____

SNACK

CAL ____ CH ____ FAT ____ P ____ TIME ____

DINNER

CAL ____ CH ____ FAT ____ P ____ TIME ____

DAILY RESULTS CAL ____ CH ____ FAT ____ P ____ -SPORT ____

NOTES

Zzz... ____ HOURS - SLEEPQUALITY +/- ____ FLUID INTAKE ____

EXERCISE

FOR THE SOUL

...DAY 6...

DATE

EMOTIONAL STATE

BREAKFAST

CAL CH FAT P TIME

LUNCH

CAL CH FAT P TIME

SNACK

CAL CH FAT P TIME

DINNER

CAL CH FAT P TIME

DAILY RESULTS CAL CH FAT P -SPORT

IN THREE MONTHS YOU WILL THANK YOURSELF!

Zzz... HOURS - SLEEPQUALITY +/- FLUID INTAKE

EXERCISE

FOR THE SOUL

DATE ______ ⚖ ______ EMOTIONAL STATE ☺ ☺ 😐 ☹

BREAKFAST

CAL ______ CH ______ FAT ______ P ______ TIME ______

LUNCH

CAL ______ CH ______ FAT ______ P ______ TIME ______

SNACK

CAL ______ CH ______ FAT ______ P ______ TIME ______

DINNER

CAL ______ CH ______ FAT ______ P ______ TIME ______

DAILY RESULTS CAL ______ CH ______ FAT ______ P ______ -SPORT ______

NOTES

Zzz... ______ HOURS - SLEEPQUALITY +/- ______ FLUID INTAKE ______

EXERCISE

FOR THE SOUL

DATE ______ ______ EMOTIONAL STATE

BREAKFAST

CAL ______ CH ______ FAT ______ P ______ TIME ______

LUNCH

CAL ______ CH ______ FAT ______ P ______ TIME ______

SNACK

CAL ______ CH ______ FAT ______ P ______ TIME ______

DINNER

CAL ______ CH ______ FAT ______ P ______ TIME ______

DAILY RESULTS CAL ______ CH ______ FAT ______ P ______ -SPORT ______

NOTES

Zzz... ______ HOURS - SLEEPQUALITY +/- ______ FLUID INTAKE ______

EXERCISE

FOR THE SOUL

DATE ______ ______ EMOTIONAL STATE

BREAKFAST

CAL ______ CH ______ FAT ______ P ______ TIME ______

LUNCH

CAL ______ CH ______ FAT ______ P ______ TIME ______

SNACK

CAL ______ CH ______ FAT ______ P ______ TIME ______

DINNER

CAL ______ CH ______ FAT ______ P ______ TIME ______

DAILY RESULTS CAL ______ CH ______ FAT ______ P ______ -SPORT ______

NOTES

Zzz... ______ HOURS - SLEEPQUALITY +/- ______ FLUID INTAKE ______

EXERCISE

FOR THE SOUL

DATE ☺☺☺☹ EMOTIONAL STATE

BREAKFAST

CAL CH FAT P TIME

LUNCH

CAL CH FAT P TIME

SNACK

CAL CH FAT P TIME

DINNER

CAL CH FAT P TIME

DAILY RESULTS CAL CH FAT P -SPORT

NOTES

Zzz... HOURS - SLEEPQUALITY +/- FLUID INTAKE

EXERCISE

FOR THE SOUL

DATE ______ ______ EMOTIONAL STATE

BREAKFAST

CAL ______ CH ______ FAT ______ P ______ TIME ______

LUNCH

CAL ______ CH ______ FAT ______ P ______ TIME ______

SNACK

CAL ______ CH ______ FAT ______ P ______ TIME ______

DINNER

CAL ______ CH ______ FAT ______ P ______ TIME ______

DAILY RESULTS CAL ______ CH ______ FAT ______ P ______ -SPORT ______

NOTES

Zzz... ______ HOURS - SLEEPQUALITY +/- ______ FLUID INTAKE ______

EXERCISE

FOR THE SOUL

DATE

EMOTIONAL STATE

BREAKFAST

CAL CH FAT P TIME

LUNCH

CAL CH FAT P TIME

SNACK

CAL CH FAT P TIME

DINNER

CAL CH FAT P TIME

DAILY RESULTS

CAL CH FAT P -SPORT

NOTES

Zzz... HOURS - SLEEPQUALITY +/- FLUID INTAKE

EXERCISE

FOR THE SOUL

DATE EMOTIONAL STATE

BREAKFAST

CAL CH FAT P TIME

LUNCH

CAL CH FAT P TIME

SNACK

CAL CH FAT P TIME

DINNER

CAL CH FAT P TIME

DAILY RESULTS CAL CH FAT P -SPORT

THE QUESTION IS NOT WHETHER YOU CAN DO IT BUT WHETHER YOU WILL DO IT?!

Zzz... HOURS - SLEEPQUALITY +/- FLUID INTAKE

EXERCISE

FOR THE SOUL

DATE ______ ______ EMOTIONAL STATE ☺ ☺ 😐 ☹

BREAKFAST

CAL ____ CH ____ FAT ____ P ____ TIME ____

LUNCH

CAL ____ CH ____ FAT ____ P ____ TIME ____

SNACK

CAL ____ CH ____ FAT ____ P ____ TIME ____

DINNER

CAL ____ CH ____ FAT ____ P ____ TIME ____

DAILY RESULTS CAL ____ CH ____ FAT ____ P ____ -SPORT ____

NOTES

Zzz... ____ HOURS - SLEEPQUALITY +/- ____ FLUID INTAKE ____

EXERCISE

FOR THE SOUL

DATE EMOTIONAL STATE

BREAKFAST

CAL CH FAT P TIME

LUNCH

CAL CH FAT P TIME

SNACK

CAL CH FAT P TIME

DINNER

CAL CH FAT P TIME

DAILY RESULTS CAL CH FAT P -SPORT

NOTES

Zzz... HOURS - SLEEPQUALITY +/- FLUID INTAKE

EXERCISE

FOR THE SOUL

DATE EMOTIONAL STATE

BREAKFAST

CAL CH FAT P TIME

LUNCH

CAL CH FAT P TIME

SNACK

CAL CH FAT P TIME

DINNER

CAL CH FAT P TIME

DAILY RESULTS CAL CH FAT P -SPORT

NOTES

Zzz... HOURS - SLEEPQUALITY +/- FLUID INTAKE

EXERCISE

FOR THE SOUL

DATE ______ EMOTIONAL STATE

BREAKFAST

CAL ______ CH ______ FAT ______ P ______ TIME ______

LUNCH

CAL ______ CH ______ FAT ______ P ______ TIME ______

SNACK

CAL ______ CH ______ FAT ______ P ______ TIME ______

DINNER

CAL ______ CH ______ FAT ______ P ______ TIME ______

DAILY RESULTS CAL ______ CH ______ FAT ______ P ______ -SPORT ______

NOTES

Zzz... ______ HOURS - SLEEPQUALITY +/- ______ FLUID INTAKE

EXERCISE

FOR THE SOUL

DATE

EMOTIONAL STATE

BREAKFAST

CAL CH FAT P TIME

LUNCH

CAL CH FAT P TIME

SNACK

CAL CH FAT P TIME

DINNER

CAL CH FAT P TIME

DAILY RESULTS

CAL CH FAT P -SPORT

NOTES

Zzz...

HOURS - SLEEPQUALITY +/-

FLUID INTAKE

EXERCISE

FOR THE SOUL

DATE ______ ______ EMOTIONAL STATE

BREAKFAST

CAL ______ CH ______ FAT ______ P ______ TIME ______

LUNCH

CAL ______ CH ______ FAT ______ P ______ TIME ______

SNACK

CAL ______ CH ______ FAT ______ P ______ TIME ______

DINNER

CAL ______ CH ______ FAT ______ P ______ TIME ______

DAILY RESULTS CAL ______ CH ______ FAT ______ P ______ -SPORT ______

NOTES

Zzz... ______ HOURS - SLEEPQUALITY +/- ______ FLUID INTAKE ______

EXERCISE

FOR THE SOUL

...DAY 20...

DATE .... EMOTIONAL STATE

BREAKFAST

CAL ... CH ... FAT ... P ... TIME ...

LUNCH

CAL ... CH ... FAT ... P ... TIME ...

SNACK

CAL ... CH ... FAT ... P ... TIME ...

DINNER

CAL ... CH ... FAT ... P ... TIME ...

DAILY RESULTS CAL ... CH ... FAT ... P ... -SPORT ...

YOU ARE NOT FAT
YOU HAVE GOT FAT
THATS A SIGNIFICANT DIFFERENCE

Zzz... HOURS - SLEEPQUALITY +/- FLUID INTAKE

EXERCISE

FOR THE SOUL

DATE ⚖ EMOTIONAL STATE

BREAKFAST

CAL CH FAT P TIME

LUNCH

CAL CH FAT P TIME

SNACK

CAL CH FAT P TIME

DINNER

CAL CH FAT P TIME

DAILY RESULTS CAL CH FAT P -SPORT

NOTES

Zzz... HOURS - SLEEPQUALITY +/- FLUID INTAKE

EXERCISE

FOR THE SOUL

DATE ______ ______ EMOTIONAL STATE

BREAKFAST

CAL ______ CH ______ FAT ______ P ______ TIME ______

LUNCH

CAL ______ CH ______ FAT ______ P ______ TIME ______

SNACK

CAL ______ CH ______ FAT ______ P ______ TIME ______

DINNER

CAL ______ CH ______ FAT ______ P ______ TIME ______

DAILY RESULTS CAL ______ CH ______ FAT ______ P ______ -SPORT ______

NOTES

Zzz... ______ HOURS - SLEEPQUALITY +/- ______ FLUID INTAKE

EXERCISE

FOR THE SOUL

DATE

EMOTIONAL STATE

BREAKFAST

CAL CH FAT P TIME

LUNCH

CAL CH FAT P TIME

SNACK

CAL CH FAT P TIME

DINNER

CAL CH FAT P TIME

DAILY RESULTS CAL CH FAT P -SPORT

NOTES

Zzz... HOURS - SLEEPQUALITY +/- FLUID INTAKE

EXERCISE

FOR THE SOUL

DATE ________ ________ EMOTIONAL STATE

BREAKFAST

CAL ____ CH ____ FAT ____ P ____ TIME ____

LUNCH

CAL ____ CH ____ FAT ____ P ____ TIME ____

SNACK

CAL ____ CH ____ FAT ____ P ____ TIME ____

DINNER

CAL ____ CH ____ FAT ____ P ____ TIME ____

DAILY RESULTS CAL ____ CH ____ FAT ____ P ____ -SPORT ____

NOTES

Zzz... ____ HOURS - SLEEPQUALITY +/- ____ FLUID INTAKE ____

EXERCISE

FOR THE SOUL

DATE ________ ________ EMOTIONAL STATE

BREAKFAST

CAL ____ CH ____ FAT ____ P ____ TIME ____

LUNCH

CAL ____ CH ____ FAT ____ P ____ TIME ____

SNACK

CAL ____ CH ____ FAT ____ P ____ TIME ____

DINNER

CAL ____ CH ____ FAT ____ P ____ TIME ____

DAILY RESULTS CAL ____ CH ____ FAT ____ P ____ -SPORT ____

NOTES

Zzz... ____ HOURS - SLEEPQUALITY +/- ____ FLUID INTAKE ____

EXERCISE

FOR THE SOUL

DATE ______ EMOTIONAL STATE

BREAKFAST

CAL CH FAT P TIME

LUNCH

CAL CH FAT P TIME

SNACK

CAL CH FAT P TIME

DINNER

CAL CH FAT P TIME

DAILY RESULTS CAL CH FAT P -SPORT

NOTES

Zzz... HOURS - SLEEPQUALITY +/- FLUID INTAKE

EXERCISE

FOR THE SOUL

DATE EMOTIONAL STATE

BREAKFAST

CAL CH FAT P TIME

LUNCH

CAL CH FAT P TIME

SNACK

CAL CH FAT P TIME

DINNER

CAL CH FAT P TIME

DAILY RESULTS CAL CH FAT P -SPORT

'I MAY NOT BE THERE YET BUT I AM CLOSER THAN YESTERDAY'

Zzz... HOURS - SLEEPQUALITY +/- FLUID INTAKE

EXERCISE

FOR THE SOUL

DATE

EMOTIONAL STATE

BREAKFAST

CAL CH FAT P TIME

LUNCH

CAL CH FAT P TIME

SNACK

CAL CH FAT P TIME

DINNER

CAL CH FAT P TIME

DAILY RESULTS CAL CH FAT P -SPORT

NOTES

Zzz... HOURS - SLEEPQUALITY +/- FLUID INTAKE

EXERCISE

FOR THE SOUL

DATE ______ ______ EMOTIONAL STATE

BREAKFAST

CAL ______ CH ______ FAT ______ P ______ TIME ______

LUNCH

CAL ______ CH ______ FAT ______ P ______ TIME ______

SNACK

CAL ______ CH ______ FAT ______ P ______ TIME ______

DINNER

CAL ______ CH ______ FAT ______ P ______ TIME ______

DAILY RESULTS CAL ______ CH ______ FAT ______ P ______ -SPORT ______

NOTES

Zzz... ______ HOURS - SLEEPQUALITY +/- ______ FLUID INTAKE ______

EXERCISE

FOR THE SOUL

DATE .... ⚖ .... EMOTIONAL STATE ☺ ☺ ☹ ☹

BREAKFAST

CAL ... CH ... FAT ... P ... TIME ...

LUNCH

CAL ... CH ... FAT ... P ... TIME ...

SNACK

CAL ... CH ... FAT ... P ... TIME ...

DINNER

CAL ... CH ... FAT ... P ... TIME ...

DAILY RESULTS CAL ... CH ... FAT ... P ... -SPORT ...

NOTES

Zzz... ... HOURS - SLEEPQUALITY +/- ... FLUID INTAKE ◯◯◯◯◯ ↻

EXERCISE

FOR THE SOUL

DATE ______ ______ EMOTIONAL STATE

BREAKFAST

CAL ______ CH ______ FAT ______ P ______ TIME ______

LUNCH

CAL ______ CH ______ FAT ______ P ______ TIME ______

SNACK

CAL ______ CH ______ FAT ______ P ______ TIME ______

DINNER

CAL ______ CH ______ FAT ______ P ______ TIME ______

DAILY RESULTS CAL ______ CH ______ FAT ______ P ______ -SPORT ______

NOTES

Zzz... ______ HOURS - SLEEPQUALITY +/- ______ FLUID INTAKE ______

EXERCISE

FOR THE SOUL

DATE

EMOTIONAL STATE

BREAKFAST

CAL CH FAT P TIME

LUNCH

CAL CH FAT P TIME

SNACK

CAL CH FAT P TIME

DINNER

CAL CH FAT P TIME

DAILY RESULTS CAL CH FAT P -SPORT

NOTES

Zzz... HOURS - SLEEPQUALITY +/- FLUID INTAKE

EXERCISE

FOR THE SOUL

DAY 33

WEIGHT:

MUSCLE MASS:

BODY FAT:

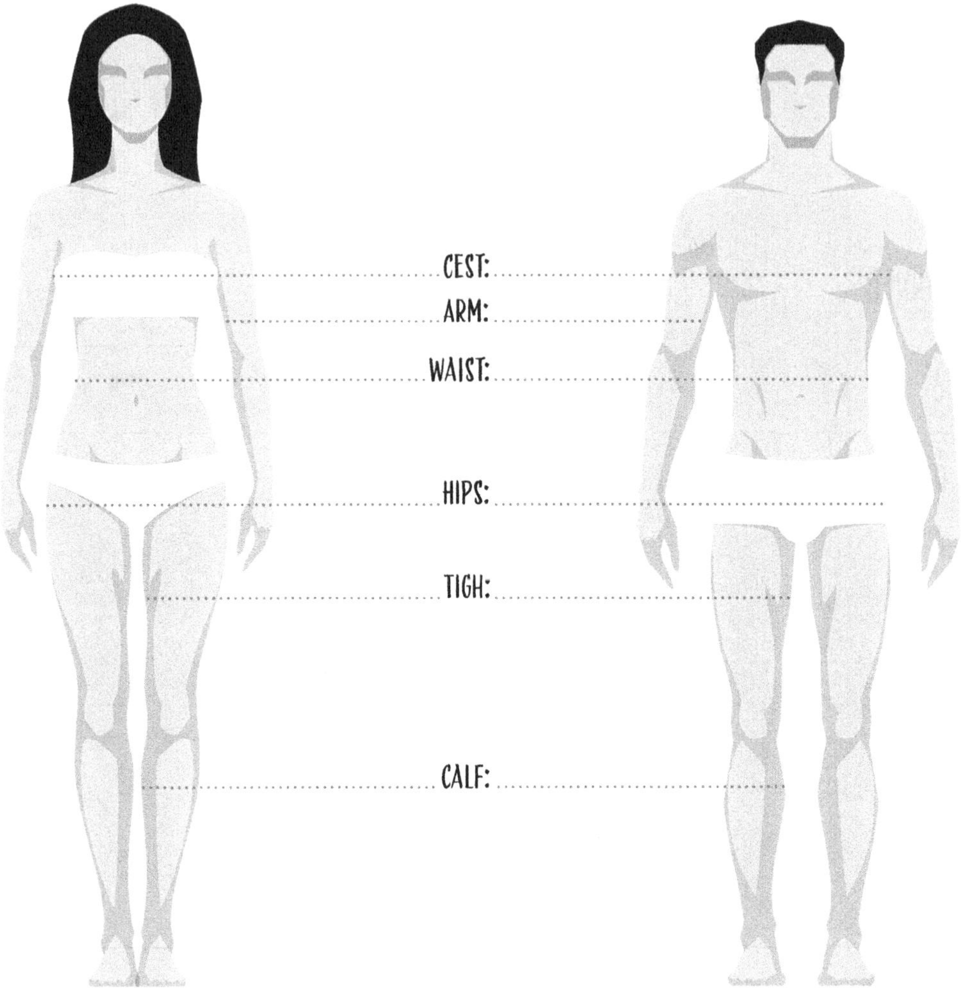

MY REWARD:

DATE ______ ______ EMOTIONAL STATE

BREAKFAST

CAL ______ CH ______ FAT ______ P ______ TIME ______

LUNCH

CAL ______ CH ______ FAT ______ P ______ TIME ______

SNACK

CAL ______ CH ______ FAT ______ P ______ TIME ______

DINNER

CAL ______ CH ______ FAT ______ P ______ TIME ______

DAILY RESULTS CAL ______ CH ______ FAT ______ P ______ -SPORT ______

NOTES

Zzz... ______ HOURS - SLEEPQUALITY +/- ______ FLUID INTAKE ______

EXERCISE

FOR THE SOUL

DATE ______ ______ EMOTIONAL STATE

BREAKFAST

CAL ______ CH ______ FAT ______ P ______ TIME ______

LUNCH

CAL ______ CH ______ FAT ______ P ______ TIME ______

SNACK

CAL ______ CH ______ FAT ______ P ______ TIME ______

DINNER

CAL ______ CH ______ FAT ______ P ______ TIME ______

DAILY RESULTS CAL ______ CH ______ FAT ______ P ______ -SPORT ______

YOU WILL NEVER REGRET REACHING YOUR GOAL BUT YOU WILL ALWAYS REGRET GIVING UP!

Zzz... ______ HOURS - SLEEPQUALITY +/- ______ FLUID INTAKE ______

EXERCISE ______

FOR THE SOUL ______

DATE

EMOTIONAL STATE

BREAKFAST

CAL CH FAT P TIME

LUNCH

CAL CH FAT P TIME

SNACK

CAL CH FAT P TIME

DINNER

CAL CH FAT P TIME

DAILY RESULTS CAL CH FAT P -SPORT

NOTES

Zzz... HOURS - SLEEPQUALITY +/- FLUID INTAKE

EXERCISE

FOR THE SOUL

DATE ______ EMOTIONAL STATE

BREAKFAST

CAL ______ CH ______ FAT ______ P ______ TIME ______

LUNCH

CAL ______ CH ______ FAT ______ P ______ TIME ______

SNACK

CAL ______ CH ______ FAT ______ P ______ TIME ______

DINNER

CAL ______ CH ______ FAT ______ P ______ TIME ______

DAILY RESULTS CAL ______ CH ______ FAT ______ P ______ -SPORT ______

NOTES

Zzz... ______ HOURS - SLEEPQUALITY +/- ______ FLUID INTAKE

EXERCISE

FOR THE SOUL

DATE

EMOTIONAL STATE

BREAKFAST

CAL CH FAT P TIME

LUNCH

CAL CH FAT P TIME

SNACK

CAL CH FAT P TIME

DINNER

CAL CH FAT P TIME

DAILY RESULTS CAL CH FAT P -SPORT

NOTES

Zzz... HOURS - SLEEPQUALITY +/- FLUID INTAKE

EXERCISE

FOR THE SOUL

DATE

EMOTIONAL STATE

BREAKFAST

CAL CH FAT P TIME

LUNCH

CAL CH FAT P TIME

SNACK

CAL CH FAT P TIME

DINNER

CAL CH FAT P TIME

DAILY RESULTS CAL CH FAT P -SPORT

NOTES

Zzz... HOURS - SLEEPQUALITY +/- FLUID INTAKE

EXERCISE

FOR THE SOUL

DATE ______ EMOTIONAL STATE

BREAKFAST

CAL CH FAT P TIME

LUNCH

CAL CH FAT P TIME

SNACK

CAL CH FAT P TIME

DINNER

CAL CH FAT P TIME

DAILY RESULTS CAL CH FAT P -SPORT

NOTES

Zzz... HOURS - SLEEPQUALITY +/- FLUID INTAKE

EXERCISE

FOR THE SOUL

DATE

EMOTIONAL STATE

BREAKFAST

CAL CH FAT P TIME

LUNCH

CAL CH FAT P TIME

SNACK

CAL CH FAT P TIME

DINNER

CAL CH FAT P TIME

DAILY RESULTS CAL CH FAT P -SPORT

NOTES

Zzz... HOURS - SLEEPQUALITY +/- FLUID INTAKE

EXERCISE

FOR THE SOUL

DATE

EMOTIONAL STATE

BREAKFAST

CAL CH FAT P TIME

LUNCH

CAL CH FAT P TIME

SNACK

CAL CH FAT P TIME

DINNER

CAL CH FAT P TIME

DAILY RESULTS CAL CH FAT P -SPORT

YOU CAN HAVE RESULTS OR EXCUSES NOT BOTH!

Zzz... HOURS - SLEEPQUALITY +/- FLUID INTAKE

EXERCISE

FOR THE SOUL

DATE .... EMOTIONAL STATE

BREAKFAST

CAL ... CH ... FAT ... P ... TIME ...

LUNCH

CAL ... CH ... FAT ... P ... TIME ...

SNACK

CAL ... CH ... FAT ... P ... TIME ...

DINNER

CAL ... CH ... FAT ... P ... TIME ...

DAILY RESULTS CAL ... CH ... FAT ... P ... -SPORT ...

NOTES

Zzz... HOURS - SLEEPQUALITY +/- FLUID INTAKE

EXERCISE

FOR THE SOUL

DATE .... EMOTIONAL STATE

BREAKFAST

CAL CH FAT P TIME

LUNCH

CAL CH FAT P TIME

SNACK

CAL CH FAT P TIME

DINNER

CAL CH FAT P TIME

DAILY RESULTS CAL CH FAT P -SPORT

NOTES

Zzz... HOURS - SLEEPQUALITY +/- FLUID INTAKE

EXERCISE

FOR THE SOUL

DATE

EMOTIONAL STATE

BREAKFAST

CAL CH FAT P TIME

LUNCH

CAL CH FAT P TIME

SNACK

CAL CH FAT P TIME

DINNER

CAL CH FAT P TIME

DAILY RESULTS

CAL CH FAT P -SPORT

NOTES

Zzz... HOURS - SLEEPQUALITY +/- FLUID INTAKE

EXERCISE

FOR THE SOUL

...DAY 45...

DATE ________ EMOTIONAL STATE

BREAKFAST

CAL CH FAT P TIME

LUNCH

CAL CH FAT P TIME

SNACK

CAL CH FAT P TIME

DINNER

CAL CH FAT P TIME

DAILY RESULTS CAL CH FAT P -SPORT

NOTES

Zzz... HOURS - SLEEPQUALITY +/- FLUID INTAKE

EXERCISE

FOR THE SOUL

DATE

EMOTIONAL STATE

BREAKFAST

CAL CH FAT P TIME

LUNCH

CAL CH FAT P TIME

SNACK

CAL CH FAT P TIME

DINNER

CAL CH FAT P TIME

DAILY RESULTS CAL CH FAT P -SPORT

NOTES

Zzz... HOURS - SLEEPQUALITY +/- FLUID INTAKE

EXERCISE

FOR THE SOUL

DATE ______ ______ EMOTIONAL STATE

BREAKFAST

CAL ______ CH ______ FAT ______ P ______ TIME ______

LUNCH

CAL ______ CH ______ FAT ______ P ______ TIME ______

SNACK

CAL ______ CH ______ FAT ______ P ______ TIME ______

DINNER

CAL ______ CH ______ FAT ______ P ______ TIME ______

DAILY RESULTS CAL ______ CH ______ FAT ______ P ______ -SPORT ______

NOTES

Zzz... ______ HOURS - SLEEPQUALITY +/- ______ FLUID INTAKE ______

EXERCISE

FOR THE SOUL

DATE ______ ______ EMOTIONAL STATE

BREAKFAST

CAL ______ CH ______ FAT ______ P ______ TIME ______

LUNCH

CAL ______ CH ______ FAT ______ P ______ TIME ______

SNACK

CAL ______ CH ______ FAT ______ P ______ TIME ______

DINNER

CAL ______ CH ______ FAT ______ P ______ TIME ______

DAILY RESULTS CAL ______ CH ______ FAT ______ P ______ -SPORT ______

YOUR SPEED DOES NOT MATTER FORWARD IS FORWARD

Zzz... ______ HOURS - SLEEPQUALITY +/- ______ FLUID INTAKE ______

EXERCISE ______

FOR THE SOUL ______

DATE

EMOTIONAL STATE

BREAKFAST

CAL CH FAT P TIME

LUNCH

CAL CH FAT P TIME

SNACK

CAL CH FAT P TIME

DINNER

CAL CH FAT P TIME

DAILY RESULTS

CAL CH FAT P -SPORT

NOTES

Zzz... HOURS - SLEEPQUALITY +/- FLUID INTAKE

EXERCISE

FOR THE SOUL

DATE ____ ⚖ ____ EMOTIONAL STATE

BREAKFAST

CAL ____ CH ____ FAT ____ P ____ TIME ____

LUNCH

CAL ____ CH ____ FAT ____ P ____ TIME ____

SNACK

CAL ____ CH ____ FAT ____ P ____ TIME ____

DINNER

CAL ____ CH ____ FAT ____ P ____ TIME ____

DAILY RESULTS CAL ____ CH ____ FAT ____ P ____ -SPORT ____

NOTES

Zzz... ____ HOURS - SLEEPQUALITY +/- ____ FLUID INTAKE ____

EXERCISE

FOR THE SOUL

DATE

EMOTIONAL STATE

BREAKFAST

CAL CH FAT P TIME

LUNCH

CAL CH FAT P TIME

SNACK

CAL CH FAT P TIME

DINNER

CAL CH FAT P TIME

DAILY RESULTS CAL CH FAT P -SPORT

NOTES

Zzz... HOURS - SLEEPQUALITY +/- FLUID INTAKE

EXERCISE

FOR THE SOUL

DATE

EMOTIONAL STATE

BREAKFAST

CAL CH FAT P TIME

LUNCH

CAL CH FAT P TIME

SNACK

CAL CH FAT P TIME

DINNER

CAL CH FAT P TIME

DAILY RESULTS

CAL CH FAT P -SPORT

NOTES

Zzz... HOURS - SLEEPQUALITY +/- FLUID INTAKE

EXERCISE

FOR THE SOUL

...DAY 53...

DATE

EMOTIONAL STATE

BREAKFAST

CAL CH FAT P TIME

LUNCH

CAL CH FAT P TIME

SNACK

CAL CH FAT P TIME

DINNER

CAL CH FAT P TIME

DAILY RESULTS

CAL CH FAT P -SPORT

NOTES

Zzz... HOURS - SLEEPQUALITY +/- FLUID INTAKE

EXERCISE

FOR THE SOUL

DATE ____ ____ EMOTIONAL STATE

BREAKFAST

CAL ____ CH ____ FAT ____ P ____ TIME ____

LUNCH

CAL ____ CH ____ FAT ____ P ____ TIME ____

SNACK

CAL ____ CH ____ FAT ____ P ____ TIME ____

DINNER

CAL ____ CH ____ FAT ____ P ____ TIME ____

DAILY RESULTS CAL ____ CH ____ FAT ____ P ____ -SPORT ____

NOTES

Zzz... ____ HOURS - SLEEPQUALITY +/- ____ FLUID INTAKE ____

EXERCISE

FOR THE SOUL

DATE ______ EMOTIONAL STATE

BREAKFAST

CAL ______ CH ______ FAT ______ P ______ TIME ______

LUNCH

CAL ______ CH ______ FAT ______ P ______ TIME ______

SNACK

CAL ______ CH ______ FAT ______ P ______ TIME ______

DINNER

CAL ______ CH ______ FAT ______ P ______ TIME ______

DAILY RESULTS CAL ______ CH ______ FAT ______ P ______ -SPORT ______

"I REFUSE TO GIVE UP ON MYSELF"

Zzz... ______ HOURS - SLEEPQUALITY +/- ______ FLUID INTAKE ______

EXERCISE ______

FOR THE SOUL ______

DATE EMOTIONAL STATE

BREAKFAST

CAL CH FAT P TIME

LUNCH

CAL CH FAT P TIME

SNACK

CAL CH FAT P TIME

DINNER

CAL CH FAT P TIME

DAILY RESULTS CAL CH FAT P -SPORT

NOTES

Zzz... HOURS - SLEEPQUALITY +/- FLUID INTAKE

EXERCISE

FOR THE SOUL

DATE ______ EMOTIONAL STATE

BREAKFAST

CAL ______ CH ______ FAT ______ P ______ TIME ______

LUNCH

CAL ______ CH ______ FAT ______ P ______ TIME ______

SNACK

CAL ______ CH ______ FAT ______ P ______ TIME ______

DINNER

CAL ______ CH ______ FAT ______ P ______ TIME ______

DAILY RESULTS CAL ______ CH ______ FAT ______ P ______ -SPORT ______

NOTES

Zzz... ______ HOURS - SLEEPQUALITY +/- ______ FLUID INTAKE ______

EXERCISE

FOR THE SOUL

DATE ________ EMOTIONAL STATE

BREAKFAST

CAL ___ CH ___ FAT ___ P ___ TIME ___

LUNCH

CAL ___ CH ___ FAT ___ P ___ TIME ___

SNACK

CAL ___ CH ___ FAT ___ P ___ TIME ___

DINNER

CAL ___ CH ___ FAT ___ P ___ TIME ___

DAILY RESULTS CAL ___ CH ___ FAT ___ P ___ -SPORT ___

NOTES

Zzz... ___ HOURS - SLEEPQUALITY +/- ___ FLUID INTAKE

EXERCISE

FOR THE SOUL

DATE

EMOTIONAL STATE

BREAKFAST

CAL CH FAT P TIME

LUNCH

CAL CH FAT P TIME

SNACK

CAL CH FAT P TIME

DINNER

CAL CH FAT P TIME

DAILY RESULTS

CAL CH FAT P -SPORT

NOTES

Zzz... HOURS - SLEEPQUALITY +/- FLUID INTAKE

EXERCISE

FOR THE SOUL

DATE ______ EMOTIONAL STATE

BREAKFAST

CAL ____ CH ____ FAT ____ P ____ TIME ____

LUNCH

CAL ____ CH ____ FAT ____ P ____ TIME ____

SNACK

CAL ____ CH ____ FAT ____ P ____ TIME ____

DINNER

CAL ____ CH ____ FAT ____ P ____ TIME ____

DAILY RESULTS CAL ____ CH ____ FAT ____ P ____ -SPORT ____

NOTES

Zzz... ____ HOURS - SLEEPQUALITY +/- ____ FLUID INTAKE ____

EXERCISE

FOR THE SOUL

DATE ______ ______ EMOTIONAL STATE

BREAKFAST

CAL ______ CH ______ FAT ______ P ______ TIME ______

LUNCH

CAL ______ CH ______ FAT ______ P ______ TIME ______

SNACK

CAL ______ CH ______ FAT ______ P ______ TIME ______

DINNER

CAL ______ CH ______ FAT ______ P ______ TIME ______

DAILY RESULTS CAL ______ CH ______ FAT ______ P ______ -SPORT ______

NOTES

Zzz... ______ HOURS - SLEEPQUALITY +/- ______ FLUID INTAKE ______

EXERCISE

FOR THE SOUL

DATE

EMOTIONAL STATE

BREAKFAST

CAL CH FAT P TIME

LUNCH

CAL CH FAT P TIME

SNACK

CAL CH FAT P TIME

DINNER

CAL CH FAT P TIME

DAILY RESULTS CAL CH FAT P -SPORT

YOU ARE WHAT YOU EAT
DO NOT BE FAST, CHEAP SIMPLE OR WRONG

Zzz... HOURS - SLEEPQUALITY +/- FLUID INTAKE

EXERCISE

FOR THE SOUL

DATE

EMOTIONAL STATE

BREAKFAST

CAL CH FAT P TIME

LUNCH

CAL CH FAT P TIME

SNACK

CAL CH FAT P TIME

DINNER

CAL CH FAT P TIME

DAILY RESULTS CAL CH FAT P -SPORT

NOTES

Zzz... HOURS - SLEEPQUALITY +/- FLUID INTAKE

EXERCISE

FOR THE SOUL

DATE ________ ⚖ ________ EMOTIONAL STATE ☺ ☺ 😐 ☹

BREAKFAST

CAL ____ CH ____ FAT ____ P ____ TIME ____

LUNCH

CAL ____ CH ____ FAT ____ P ____ TIME ____

SNACK

CAL ____ CH ____ FAT ____ P ____ TIME ____

DINNER

CAL ____ CH ____ FAT ____ P ____ TIME ____

DAILY RESULTS CAL ____ CH ____ FAT ____ P ____ -SPORT ____

NOTES

Zzz... ____ HOURS - SLEEPQUALITY +/- ____ FLUID INTAKE ____

EXERCISE

FOR THE SOUL

DATE ☺☺☺☹ EMOTIONAL STATE

BREAKFAST

CAL CH FAT P TIME

LUNCH

CAL CH FAT P TIME

SNACK

CAL CH FAT P TIME

DINNER

CAL CH FAT P TIME

DAILY RESULTS CAL CH FAT P -SPORT

NOTES

Zzz... HOURS - SLEEPQUALITY +/- FLUID INTAKE

EXERCISE

FOR THE SOUL

DAY 66

WEIGHT: ______ MUSCLE MASS: ______ BODY FAT: ______

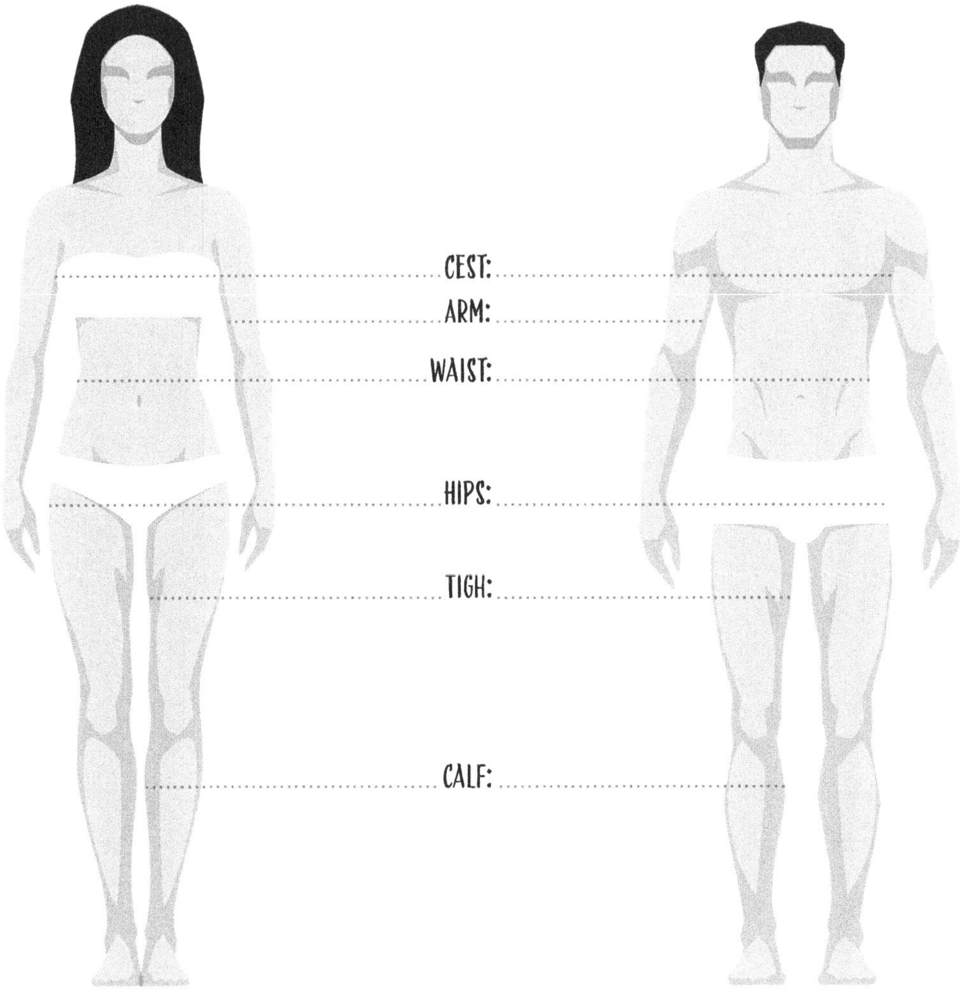

MY REWARD: ______

DATE EMOTIONAL STATE

BREAKFAST

CAL CH FAT P TIME

LUNCH

CAL CH FAT P TIME

SNACK

CAL CH FAT P TIME

DINNER

CAL CH FAT P TIME

DAILY RESULTS CAL CH FAT P -SPORT

NOTES

Zzz... HOURS - SLEEPQUALITY +/- FLUID INTAKE

EXERCISE

FOR THE SOUL

···DAY 67···

DATE ______ ______ EMOTIONAL STATE

BREAKFAST

CAL ______ CH ______ FAT ______ P ______ TIME ______

LUNCH

CAL ______ CH ______ FAT ______ P ______ TIME ______

SNACK

CAL ______ CH ______ FAT ______ P ______ TIME ______

DINNER

CAL ______ CH ______ FAT ______ P ______ TIME ______

DAILY RESULTS CAL ______ CH ______ FAT ______ P ______ -SPORT ______

NOTES

Zzz... ______ HOURS - SLEEPQUALITY +/- ______ FLUID INTAKE ______

EXERCISE

FOR THE SOUL

DATE EMOTIONAL STATE

BREAKFAST

CAL CH FAT P TIME

LUNCH

CAL CH FAT P TIME

SNACK

CAL CH FAT P TIME

DINNER

CAL CH FAT P TIME

DAILY RESULTS CAL CH FAT P -SPORT

NOTES

Zzz... HOURS - SLEEPQUALITY +/- FLUID INTAKE

EXERCISE

FOR THE SOUL

DATE ______ ______ EMOTIONAL STATE

BREAKFAST

CAL ____ CH ____ FAT ____ P ____ TIME ____

LUNCH

CAL ____ CH ____ FAT ____ P ____ TIME ____

SNACK

CAL ____ CH ____ FAT ____ P ____ TIME ____

DINNER

CAL ____ CH ____ FAT ____ P ____ TIME ____

DAILY RESULTS CAL ____ CH ____ FAT ____ P ____ -SPORT ____

A SLOW PROGRESS
IS BETTER
THAN NONE AT ALL

Zzz... ____ HOURS - SLEEPQUALITY +/- ____ FLUID INTAKE ____

EXERCISE ____

FOR THE SOUL ____

DATE EMOTIONAL STATE

BREAKFAST

CAL CH FAT P TIME

LUNCH

CAL CH FAT P TIME

SNACK

CAL CH FAT P TIME

DINNER

CAL CH FAT P TIME

DAILY RESULTS CAL CH FAT P -SPORT

NOTES

Zzz... HOURS - SLEEPQUALITY +/- FLUID INTAKE

EXERCISE

FOR THE SOUL

DATE

EMOTIONAL STATE

BREAKFAST

CAL CH FAT P TIME

LUNCH

CAL CH FAT P TIME

SNACK

CAL CH FAT P TIME

DINNER

CAL CH FAT P TIME

DAILY RESULTS CAL CH FAT P -SPORT

NOTES

Zzz... HOURS - SLEEPQUALITY +/- FLUID INTAKE

EXERCISE

FOR THE SOUL

DATE ⚖ EMOTIONAL STATE ☺☺😐☹

BREAKFAST

CAL CH FAT P TIME

LUNCH

CAL CH FAT P TIME

SNACK

CAL CH FAT P TIME

DINNER

CAL CH FAT P TIME

DAILY RESULTS CAL CH FAT P -SPORT

NOTES

Zzz... HOURS - SLEEPQUALITY +/- FLUID INTAKE

EXERCISE

FOR THE SOUL

DATE .... EMOTIONAL STATE

BREAKFAST

CAL .... CH .... FAT .... P .... TIME ....

LUNCH

CAL .... CH .... FAT .... P .... TIME ....

SNACK

CAL .... CH .... FAT .... P .... TIME ....

DINNER

CAL .... CH .... FAT .... P .... TIME ....

DAILY RESULTS CAL .... CH .... FAT .... P .... -SPORT ....

NOTES

Zzz... .... HOURS - SLEEPQUALITY +/- .... FLUID INTAKE ....

EXERCISE

FOR THE SOUL

DATE

EMOTIONAL STATE

BREAKFAST

CAL CH FAT P TIME

LUNCH

CAL CH FAT P TIME

SNACK

CAL CH FAT P TIME

DINNER

CAL CH FAT P TIME

DAILY RESULTS CAL CH FAT P -SPORT

NOTES

Zzz... HOURS - SLEEPQUALITY +/- FLUID INTAKE

EXERCISE

FOR THE SOUL

DATE ______ ______ EMOTIONAL STATE

BREAKFAST

CAL ______ CH ______ FAT ______ P ______ TIME ______

LUNCH

CAL ______ CH ______ FAT ______ P ______ TIME ______

SNACK

CAL ______ CH ______ FAT ______ P ______ TIME ______

DINNER

CAL ______ CH ______ FAT ______ P ______ TIME ______

DAILY RESULTS CAL ______ CH ______ FAT ______ P ______ -SPORT ______

NOTES

Zzz... ______ HOURS - SLEEPQUALITY +/- ______ FLUID INTAKE

EXERCISE

FOR THE SOUL

DATE ______ ______ EMOTIONAL STATE

BREAKFAST

CAL ______ CH ______ FAT ______ P ______ TIME ______

LUNCH

CAL ______ CH ______ FAT ______ P ______ TIME ______

SNACK

CAL ______ CH ______ FAT ______ P ______ TIME ______

DINNER

CAL ______ CH ______ FAT ______ P ______ TIME ______

DAILY RESULTS CAL ______ CH ______ FAT ______ P ______ -SPORT ______

"I DO NOT MAKE DIETS I ONLY EAT IN LINE WITH MY GOALS"

Zzz... HOURS - SLEEPQUALITY +/- ______ FLUID INTAKE ______

EXERCISE ______

FOR THE SOUL ______

DATE

EMOTIONAL STATE

BREAKFAST

CAL CH FAT P TIME

LUNCH

CAL CH FAT P TIME

SNACK

CAL CH FAT P TIME

DINNER

CAL CH FAT P TIME

DAILY RESULTS CAL CH FAT P -SPORT

NOTES

Zzz... HOURS - SLEEPQUALITY +/- FLUID INTAKE

EXERCISE

FOR THE SOUL

DATE | EMOTIONAL STATE

BREAKFAST

CAL | CH | FAT | P | TIME

LUNCH

CAL | CH | FAT | P | TIME

SNACK

CAL | CH | FAT | P | TIME

DINNER

CAL | CH | FAT | P | TIME

DAILY RESULTS | CAL | CH | FAT | P | -SPORT

NOTES

Zzz... HOURS - SLEEPQUALITY +/- FLUID INTAKE

EXERCISE

FOR THE SOUL

DATE ______ ______ EMOTIONAL STATE

BREAKFAST

CAL ___ CH ___ FAT ___ P ___ TIME ___

LUNCH

CAL ___ CH ___ FAT ___ P ___ TIME ___

SNACK

CAL ___ CH ___ FAT ___ P ___ TIME ___

DINNER

CAL ___ CH ___ FAT ___ P ___ TIME ___

DAILY RESULTS CAL ___ CH ___ FAT ___ P ___ -SPORT ___

NOTES

Zzz... ___ HOURS - SLEEPQUALITY +/- ___ FLUID INTAKE ___

EXERCISE

FOR THE SOUL

DATE

EMOTIONAL STATE

BREAKFAST

CAL CH FAT P TIME

LUNCH

CAL CH FAT P TIME

SNACK

CAL CH FAT P TIME

DINNER

CAL CH FAT P TIME

DAILY RESULTS

CAL CH FAT P -SPORT

NOTES

Zzz... HOURS - SLEEPQUALITY +/- FLUID INTAKE

EXERCISE

FOR THE SOUL

DATE ________ ________ EMOTIONAL STATE

BREAKFAST

CAL ____ CH ____ FAT ____ P ____ TIME ____

LUNCH

CAL ____ CH ____ FAT ____ P ____ TIME ____

SNACK

CAL ____ CH ____ FAT ____ P ____ TIME ____

DINNER

CAL ____ CH ____ FAT ____ P ____ TIME ____

DAILY RESULTS CAL ____ CH ____ FAT ____ P ____ -SPORT ____

NOTES

Zzz... ____ HOURS - SLEEPQUALITY +/- ____ FLUID INTAKE ____

EXERCISE

FOR THE SOUL

DATE

EMOTIONAL STATE

BREAKFAST

CAL CH FAT P TIME

LUNCH

CAL CH FAT P TIME

SNACK

CAL CH FAT P TIME

DINNER

CAL CH FAT P TIME

DAILY RESULTS

CAL CH FAT P -SPORT

NOTES

Zzz... HOURS - SLEEPQUALITY +/- FLUID INTAKE

EXERCISE

FOR THE SOUL

DATE ______ ______ EMOTIONAL STATE

BREAKFAST

CAL ______ CH ______ FAT ______ P ______ TIME ______

LUNCH

CAL ______ CH ______ FAT ______ P ______ TIME ______

SNACK

CAL ______ CH ______ FAT ______ P ______ TIME ______

DINNER

CAL ______ CH ______ FAT ______ P ______ TIME ______

DAILY RESULTS CAL ______ CH ______ FAT ______ P ______ -SPORT ______

„HE WHO WANTS TO BE BEAUTIFUL
MUST LAUGH!"

Zzz... ______ HOURS - SLEEPQUALITY +/- ______ FLUID INTAKE ______

EXERCISE ______

FOR THE SOUL ______

DATE

EMOTIONAL STATE

BREAKFAST

CAL CH FAT P TIME

LUNCH

CAL CH FAT P TIME

SNACK

CAL CH FAT P TIME

DINNER

CAL CH FAT P TIME

DAILY RESULTS CAL CH FAT P -SPORT

NOTES

Zzz... HOURS - SLEEPQUALITY +/- FLUID INTAKE

EXERCISE

FOR THE SOUL

DATE EMOTIONAL STATE

BREAKFAST

CAL CH FAT P TIME

LUNCH

CAL CH FAT P TIME

SNACK

CAL CH FAT P TIME

DINNER

CAL CH FAT P TIME

DAILY RESULTS CAL CH FAT P -SPORT

NOTES

Zzz... HOURS - SLEEPQUALITY +/- FLUID INTAKE

EXERCISE

FOR THE SOUL

DATE

EMOTIONAL STATE

BREAKFAST

CAL CH FAT P TIME

LUNCH

CAL CH FAT P TIME

SNACK

CAL CH FAT P TIME

DINNER

CAL CH FAT P TIME

DAILY RESULTS CAL CH FAT P -SPORT

NOTES

Zzz... HOURS - SLEEPQUALITY +/- FLUID INTAKE

EXERCISE

FOR THE SOUL

DATE

EMOTIONAL STATE

BREAKFAST

CAL CH FAT P TIME

LUNCH

CAL CH FAT P TIME

SNACK

CAL CH FAT P TIME

DINNER

CAL CH FAT P TIME

DAILY RESULTS CAL CH FAT P -SPORT

NOTES

Zzz... HOURS - SLEEPQUALITY +/- FLUID INTAKE

EXERCISE

FOR THE SOUL

...DAY 88...

DATE ⚖ EMOTIONAL STATE

BREAKFAST

CAL CH FAT P TIME

LUNCH

CAL CH FAT P TIME

SNACK

CAL CH FAT P TIME

DINNER

CAL CH FAT P TIME

DAILY RESULTS CAL CH FAT P -SPORT

NOTES

Zzz... HOURS - SLEEPQUALITY +/- FLUID INTAKE

EXERCISE

FOR THE SOUL

DATE

EMOTIONAL STATE

BREAKFAST

CAL CH FAT P TIME

LUNCH

CAL CH FAT P TIME

SNACK

CAL CH FAT P TIME

DINNER

CAL CH FAT P TIME

DAILY RESULTS CAL CH FAT P -SPORT

NOTES

HOURS - SLEEPQUALITY +/- FLUID INTAKE

EXERCISE

FOR THE SOUL

...DAY 90...

DATE .... EMOTIONAL STATE

BREAKFAST

CAL ...... CH ...... FAT ...... P ...... TIME ......

LUNCH

CAL ...... CH ...... FAT ...... P ...... TIME ......

SNACK

CAL ...... CH ...... FAT ...... P ...... TIME ......

DINNER

CAL ...... CH ...... FAT ...... P ...... TIME ......

DAILY RESULTS CAL ...... CH ...... FAT ...... P ...... -SPORT ......

"IMAGINE YOU OPEN THE WARDROBE AN CAN PUT ON WATHEVER YOU WANT, BECAUSE EVERYTHING LOOKS GREAT ON YOU!"

Zzz... ...... HOURS - SLEEPQUALITY +/- ...... FLUID INTAKE ......

EXERCISE ......

FOR THE SOUL ......

DATE EMOTIONAL STATE

BREAKFAST

CAL CH FAT P TIME

LUNCH

CAL CH FAT P TIME

SNACK

CAL CH FAT P TIME

DINNER

CAL CH FAT P TIME

DAILY RESULTS CAL CH FAT P -SPORT

NOTES

Zzz... HOURS - SLEEPQUALITY +/- FLUID INTAKE

EXERCISE

FOR THE SOUL

DATE   EMOTIONAL STATE

BREAKFAST

CAL   CH   FAT   P   TIME

LUNCH

CAL   CH   FAT   P   TIME

SNACK

CAL   CH   FAT   P   TIME

DINNER

CAL   CH   FAT   P   TIME

DAILY RESULTS   CAL   CH   FAT   P   -SPORT

NOTES

Zzz...   HOURS - SLEEPQUALITY +/-   FLUID INTAKE

EXERCISE

FOR THE SOUL

DATE ______ ______ EMOTIONAL STATE

BREAKFAST

CAL ______ CH ______ FAT ______ P ______ TIME ______

LUNCH

CAL ______ CH ______ FAT ______ P ______ TIME ______

SNACK

CAL ______ CH ______ FAT ______ P ______ TIME ______

DINNER

CAL ______ CH ______ FAT ______ P ______ TIME ______

DAILY RESULTS CAL ______ CH ______ FAT ______ P ______ -SPORT ______

NOTES

Zzz... ______ HOURS - SLEEPQUALITY +/- ______ FLUID INTAKE

EXERCISE

FOR THE SOUL

DATE ______ EMOTIONAL STATE

BREAKFAST

CAL ______ CH ______ FAT ______ P ______ TIME ______

LUNCH

CAL ______ CH ______ FAT ______ P ______ TIME ______

SNACK

CAL ______ CH ______ FAT ______ P ______ TIME ______

DINNER

CAL ______ CH ______ FAT ______ P ______ TIME ______

DAILY RESULTS

CAL ______ CH ______ FAT ______ P ______ -SPORT ______

NOTES

Zzz... ______ HOURS - SLEEPQUALITY +/- ______ FLUID INTAKE

EXERCISE

FOR THE SOUL

DATE ______ EMOTIONAL STATE

BREAKFAST

CAL ______ CH ______ FAT ______ P ______ TIME ______

LUNCH

CAL ______ CH ______ FAT ______ P ______ TIME ______

SNACK

CAL ______ CH ______ FAT ______ P ______ TIME ______

DINNER

CAL ______ CH ______ FAT ______ P ______ TIME ______

DAILY RESULTS CAL ______ CH ______ FAT ______ P ______ -SPORT ______

NOTES

Zzz... ______ HOURS - SLEEPQUALITY +/- ______ FLUID INTAKE ______

EXERCISE

FOR THE SOUL

...DAY 96...

DATE ________ EMOTIONAL STATE

BREAKFAST

CAL CH FAT P TIME

LUNCH

CAL CH FAT P TIME

SNACK

CAL CH FAT P TIME

DINNER

CAL CH FAT P TIME

DAILY RESULTS CAL CH FAT P -SPORT

NOTES

Zzz... HOURS - SLEEPQUALITY +/- FLUID INTAKE

EXERCISE

FOR THE SOUL

DATE ______ EMOTIONAL STATE

BREAKFAST

CAL CH FAT P TIME

LUNCH

CAL CH FAT P TIME

SNACK

CAL CH FAT P TIME

DINNER

CAL CH FAT P TIME

DAILY RESULTS CAL CH FAT P -SPORT

NOTES

Zzz... HOURS - SLEEPQUALITY +/- FLUID INTAKE

EXERCISE

FOR THE SOUL

DATE ⚖ EMOTIONAL STATE ☺ ☺ ☺ ☹

BREAKFAST

CAL CH FAT P TIME

LUNCH

CAL CH FAT P TIME

SNACK

CAL CH FAT P TIME

DINNER

CAL CH FAT P TIME

DAILY RESULTS CAL CH FAT P -SPORT

NOTES

Zzz... HOURS - SLEEPQUALITY +/- FLUID INTAKE

EXERCISE

FOR THE SOUL

RESULTS DAY 99

YOU DID IT!!!
ITS TIME TO BE PROUD

BEFORE		AFTER
WEIGHT:	DIFFERENCE:	WEIGHT:
MUSCLE MASS:	DIFFERENCE:	MUSCLE MASS:
BODY FAT:	DIFFERENCE:	BODY FAT:

CHEST CIRCUMFERENCE:

ARM CIRCUMFERENCE:

WAIST CIRCUMFERENCE:

HIP CIRCUMFERENCE:

THIGH CIRCUMFERENCE:

CALF CIRCUMFERENCE:

MY REWARD:

MY TRANSFORMATION

MY OLD SELF

ME AFTER 33 DAYS

ME AFTER 66 DAYS

MY NEW SELF

1. Edition 2017
ISBN: 978-3-96223-008-1

kontakt@paleroma.de

Author:
Success Notebooks

Publisher:
PALEROMA Publishing
Kapellenweg.15 72401 Haigerloch

Made in the USA
Monee, IL
04 November 2026

67386513R00066